DE L'INFLUENCE

DES

DOCTRINES

SUR LA

SCIENCE MÉDICALE

PAR M. ÉDOUARD DUFRESNE

MÉDECIN DE L'HÔPITAL DE PLAINPALAIS, A GENÈVE

PARIS

CHARLES DOUNIOL, LIBRAIRE-ÉDITEUR

ÉDITEUR DU CORRESPONDANT, RECUEIL PÉRIODIQUE

RUE DE TOURNON, 29

1852

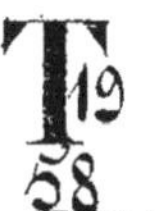

DE L'INFLUENCE

DES

DOCTRINES

SUR LA

SCIENCE MÉDICALE

PAR M. ÉDOUARD DUFRESNE

MÉDECIN DE L'HÔPITAL DE PLAINPALAIS, A GENÈVE

PARIS

CHARLES DOUNIOL, LIBRAIRE-ÉDITEUR

ÉDITEUR DU CORRESPONDANT, RECUEIL PÉRIODIQUE

RUE DE TOURNON, 29

1852

PARIS

EUGÈNE DE SOYE, IMPRIMEUR

rue de Seine, 36.

DE L'INFLUENCE

DES DOCTRINES

SUR LA

SCIENCE MÉDICALE

Le travail qu'on va lire a été inspiré par la lecture d'une savante préface[1], placée par le docteur Boucher en tête de la traduction du *Traité de Médecine pratique*, de Baglivi, qu'il vient de publier. Il n'était question d'abord que d'un simple article de critique pour attirer l'attention sur une œuvre digne de remarque. En analysant les opinions d'un de ses confrères, celui qui écrit ceci s'est trouvé engagé à prendre une part personnelle dans l'exposé d'une question dont il avait à cœur de faire ressortir toute l'importance.

Non-seulement le travail de M. Boucher traite les hautes questions de la science, mais en outre il révèle dans l'esprit de l'auteur une inclination vers les doctrines spiritualistes, traditionnelles, depuis trop longtemps abandonnées par les médecins de notre temps, par l'école de Paris en particulier. Pour ces motifs, le livre mérite l'attention des esprits sérieux. Nous osons convier à sa lecture un public plus étendu que celui des seuls médecins. Le langage qu'il parle, les questions qu'il aborde, les doctrines qu'il discute, sont tout à fait de la compétence de ce cercle d'hommes, malheureusement trop restreint, qui se préoccupent des principes

[1] *De l'accroissement de la Médecine pratique*, par Baglivi, traduction nouvelle, précédée d'une *Introduction sur l'influence du Baconisme en médecine*, par le docteur J. Boucher, de Dijon. — A Paris, 1851, chez Labé, place de l'École-de-Médecine.

généraux des sciences, de ce que l'on nomme, dans le langage usité, des questions de philosophie scientifique.

Autrefois, au commencement de ce siècle encore, les questions de philosophie médicale étaient beaucoup plus familières aux médecins qu'aujourd'hui; leurs rangs alors étaient moins pressés, leurs études étaient plus solides. Le monde accordait à cette noble profession une considération plns haute; les médecins ne craignaient pas certaines déclarations de principes sur des points culminants de la science; on avait en ce temps-là le courage de son opinion. Pour ne parler que des luttes récentes, qui ne se souvient de l'exposition des dégradantes doctrines de Cabanis? Qui ne se souvient surtout de l'invective passionnée de Broussais contre la tradition hippocratique? Aujourd'hui, par des motifs que nous dirons tout-à-l'heure, les médecins en général redoutent de parler doctrine; une école même s'est fondée parmi eux, laquelle tient en grand éloignement toute théorie, toute idée synthétique supérieure à ce que l'on appelle les *faits purs*, par la pensée que ces spéculations nuisent à la science en entravant sa marche. Il est résulté de ce préjugé que les livres modernes de médecine, pour la plupart, ont été réduits à n'être que des catalogues statistiques de faits ou de prolixes descriptions.

Nous n'apprendrons rien à tout esprit philosophique, en affirmant que cette abstention n'est qu'apparente. Pour ne point énoncer de doctrine, quoi qu'on dise, on n'en est point dépourvu. Il est plus facile de nier la constitution de l'esprit hnmain que de s'y soustraire. Tous ces médecins qui se veulent dire exempts de doctrines, en professent cependant, et le plus souvent ce ne sont pas les plus respectables. Les uns, et c'est le plus grand nombre, suivent le torrent de l'opinion sans regarder à droite ni à gauche, ils professent des doctrines sans le savoir, leur innocence est parfaite; les autres, plus avisés, dissimulent avec plus ou moins d'adresse, sous la formule de l'abstention, leur attachement aux plus détestables errements philosophiques. Cette mode de science pure a si fort prévalu que grand nombre d'esprits et des mieux disposés n'ont pas le courage de la réprouver.

On ne voit pas sans étonnement beaucoup de gens placer la médecine dans un rang inférieur à celui des autres sciences. Qui pourrait le croire? La médecine est pourtant la science de l'homme vivant, à l'état de santé et à l'état de maladie, de l'homme qui est à la fois esprit et corps, de l'homme en qui se rencontrent et se livrent combat le monde naturel et le monde surnaturel. En particulier, la médecine est appelée à constater les résultats de la déchéance originelle quant au corps, à étudier la question de l'origine du mal physique et des lois qui président à sa permanence dans l'espèce humaine.

Envisagée à cette hauteur, dans la hiérarchie des sciences, quoi de plus élevé que la médecine, sinon les redoutables problèmes de la métaphysique? Voilà pourquoi la médecine est une science intéressée de la manière la plus expresse dans les grands débats de l'esprit humain; elle est solidaire des doctrines régnantes touchant la religion et la philosophie. Dans la société, la médecine en général est l'expression la plus formelle, la plus accusée, de la solution pratique attribuée à ces questions majeures par le courant de l'opinion. L'exemple de ces derniers temps ne l'a que trop bien fait voir.

Voilà ce que c'est que la médecine. Et pourtant, l'opinion commune est loin de souscrire au jugement que nous portons. Combien d'hommes accorderont aux sciences mathématiques, à la physique, à la chimie, une place plus élevée qu'à la médecine! La tendance générale du siècle est là. L'Institut de France, alors qu'il reconstitua ses classes, après la tempête révolutionnaire, n'accorda que par grâce, dans son sein, une section aux sciences médicales, et encore en manifestant ouvertement l'espoir que leur méthode se perfectionnerait au contact des sciences physiques et naturelles. Messieurs les académiciens croyaient, de bonne foi, que la médecine ne doit être qu'un appendice de l'histoire naturelle.

D'autres causes encore concourent à diminuer la considération qui devrait entourer la médecine. Il y a dans cette science deux parts: le côté spéculatif, dont nous venons de faire pressentir toute la grandeur; il y a en outre le côté pratique, par lequel le médecin est en contact chaque jour avec le public. Tenons pour certain que ce contact fréquent nuit trop souvent à la considération de la science. Le savant qui cultive l'histoire naturelle, cet autre qui s'applique à la philosophie, semblent des hommes privilégiés, habitant les régions sereines et élevées de la science pure; retranchés dans l'atmosphère réservée de leur cabinet, ne communiquant avec le monde que par les livres ou l'enseignement du professeur, ils revêtent une allure plus calme, plus indépendante. Le médecin, il est vrai, possède aussi dans sa science un terrain réservé où il contemple les problèmes généraux. Mais combien il lui est difficile de s'y retrancher quelques instants! Chaque jour, il doit être présent sur le terrain pratique. Le public ne le voit que là, il ne le connaît que là, il ne le juge que là. Il est toujours apprécié à travers cette mêlée confuse qui résulte des conflits de l'opinion.

L'esprit du siècle, des obstacles inséparables de sa position sociale, empêchent donc le médecin de s'appliquer à l'étude des doctrines dont il est le représentant. Les livres qui traitent de ces matières ne sont goûtés que d'un nombre fort restreint de lecteurs; nouveaux motifs pour prendre en sérieuse considération la tentative de M. Boucher.

Deux points nous frappent dans ce travail : d'une part il est une manifestation d'opinion sur un sujet scientifique où l'on s'engage rarement; d'autre part, il indique une réaction contre les déplorables doctrines trop longtemps en honneur dans nos écoles. Aux jours où nous sommes, un pareil sujet ne doit pas être indifférent. Nous éprouvons quelque embarras d'être obligé d'insister sur ce point. Il le faut cependant. La masse des esprits frivoles ou ignorants commet la faute ou l'inconséquence de croire que la profession de foi doctrinale d'un médecin est indifférente à la réalisation pratique de son art. Nous croyons tout le contraire.

La connexité de la médecine avec la philosophie et les sciences naturelles est étroite. Elle n'échappe à personne d'avisé. Toujours notre science porte la marque de l'esprit qui préside à l'enseignement de ces branches importantes des connaissances humaines. Il ne saurait donc être indifférent encore une fois de reconnaître le drapeau doctrinal adopté par les médecins. Une déclaration de principes sur un point aussi capital (qu'elle soit éclatante ou timide, qu'elle soit faite avec connaissance de cause ou avec le laisser-aller de la routine) réagit sur toutes les manifestations de l'individu. Elle touche à ce qu'il y a de plus intime dans la conscience; son rayonnement sur les actes moraux est inévitable. Qui oserait méconnaître cette solidarité? Les effets heureux ou funestes en ont été si souvent constatés!

Aussi le nombre de ceux qui font état des doctrines adoptées par les médecins augmente chaque jour. On ne peut pas croire que l'action de ces doctrines vivantes et agissantes, parlant par la bouche d'hommes aussi nombreux et aussi répandus que ceux qui exercent l'art de guérir, soit un fait limité au domaine de la conscience et de la vie privée. Un grand nombre de personnes estiment au contraire que l'influence du médecin, ainsi envisagée, a une portée véritablement sociale. Sans parler de la diffusion des doctrines par les rapports quotidiens, peut-il être indifférent que ce regard investigateur fixé sur l'organisme par le médecin soit dirigé par le panthéisme matérialiste, ou par le spiritualisme traditionnel émanant du Christianisme ?

Il faut convenir enfin que jamais la pensée de propager des doctrines perverses, par le moyen de l'enseignement scientifique, ne fut réalisée avec une obstination plus systématique qu'elle ne l'est depuis vingt ans. Le matérialisme a inspiré, en France, une foule de travaux scientifiques, en particulier, la plupart de ceux des médecins de l'école de Paris. En Allemagne, les formules panthéistiques se trouvent dans la plupart des ouvrages d'histoire naturelle et de médecine.

Faut-il parler ici d'un compromis étrange qui consiste à adopter une profession de foi pour ce qui concerne la conscience et une autre pour la direction des faits scientifiques ? Cette manière de juste-milieu, qui semble intenable pour une intelligence sérieuse, est cependant affectée par des savants qui ne sont point sans valeur. Mais leurs déclarations ambiguës ne trompent personne. Ceci est du rationalisme (et du plus misérable), coloré par une apparence de conciliation mensongère et impossible. C'est en Allemagne surtout, sous l'influence de la sophistique hégélienne, que de pareils compromis se rencontrent fréquemment dans les livres de sciences.

Le système de logique hégélien, fondé sur le *retournement philosophique de l'idée* ou *l'identité de l'identique et du non identique,* est extrêmement favorable à ces affirmations contradictoires. Il suffit de prendre connaissance de la doctrine de Hégel et de ses disciples, sur Dieu, le monde et la création, pour comprendre les dangers d'un système qui se plie avec la plus astucieuse aisance à exprimer toutes les phases de l'incrédulité, tous les degrés de la certitude, toutes les attitudes de l'esprit enfin, excepté l'adoration humble et reconnaissante devant Dieu, la seule qu'un chrétien sérieusement convaincu puisse adopter.

Pour ces philosophes athées, en définitive Dieu *est*, mais il *n'existe pas*. Les individus seuls existent. Le monde et l'homme existent, mais non pas Dieu. Dieu est l'*Être proprement dit*, c'est-à-dire un point géométrique sans dimension, un principe sans conséquence. Dieu doit nécessairement et de toute éternité créer le monde pour se connaître lui-même. En lui-même, Dieu n'existe pas; il ne vit pas. Dans la nature, il existe et il vit. En lui-même, Dieu n'a pas conscience de lui; mais, dans l'humanité, il pense et il a conscience de lui.

Cette théodicée et cette cosmogonie qui résument toutes les erreurs enseignées dans toutes les philosophies anciennes et modernes laissent leur trace dans beaucoup de livres. Là, soit hautaines et revêtues des artifices du langage, soit présentées sans caractère positivement agressif, avec cette bonhomie apparente qui est le propre de tant d'hommes de science, se propagent et font leur chemin les doctrines à coup sûr les plus perverses qui se soient jamais présentées sous le nom de philosophie [1].

Essayons de donner une notion de la préface de M. Boucher. L'auteur a eu pour but de protester contre l'application isolée d'une méthode philosophique, à l'avancement des sciences en général et de la médecine en particulier. La protestation s'adresse surtout à la méthode formulée par Bacon dans son *Novum Organum*. Ce n'est point ici le lieu de démontrer la vanité de l'instrument que le trop fameux chancelier d'Angleterre prétendit révéler à l'esprit humain. Il y a longtemps que ce procès a été intenté avec quelque succès, croyons-nous, par un des plus illustres écrivains de ce siècle. M. Boucher, d'ailleurs, n'a pas entrepris de réfuter directement l'œuvre de Bacon; il s'est borné à signaler le caractère des préjugés que ce philosophe a semés dans l'étude des sciences et surtout dans celle de la médecine.

Encore que Bacon ait joué un rôle considérable dans l'histoire des sciences depuis deux cents ans, ce n'est pas à dire pour cela qu'on se soit beaucoup servi de son instrument. Il serait plus exact de

[1] Les travaux de M. l'abbé Bautain, surtout les dernières conférences philosophiques qu'il fit à Paris, il y a dix ans, au Cercle catholique, ont fait admirablement comprendre les dangers de l'hégélianisme pour l'esprit scientifique. Le même sujet a été traité avec une rare puissance de talent par M. l'abbé Gratry, dans le volume qu'il a publié l'an dernier, sous le titre d'*Étude sur la Sophistique contemporaine*.

reconnaître qu'il a répandu un esprit particulier, lequel a inspiré une multitude de travaux. Il est parlé de Bacon, de son induction, de la science nouvelle fondée sur l'expérience et l'observation des faits, dans les préfaces d'une foule de livres. Les professeurs des facultés, pour la plupart, ne manquent jamais, au début de leurs cours, de consacrer quelques leçons à sa louange et à l'exposition de sa doctrine ; mais, après l'exposition de rigueur, que bien que mal, la vieille méthode de la tradition médicale reprend le dessus. L'auteur ou le professeur fait comme ses devanciers. Le baconisme n'est là que comme vernis de surface, comme déclaration de principes à laquelle on se croit obligé. On annonce une méthode rigoureuse ; elle ne se traduit la plupart du temps que par l'expression matérialiste donnée à l'exposition scientifique.

En effet, jamais les termes de cause et de matière n'apparaissent aussi souvent rapprochés dans les livres de médecine qu'ils l'ont été depuis Bacon. Ces inductions prétendues rigoureuses ne concluent qu'à faire prendre pour des *causes* de maladies, des modifications de structure dans les solides ou des altérations de composition dans le sang et les autres liquides de l'économie. C'est-à-dire que voilà le matérialisme scientifique le plus explicite. Il y a là confusion de l'idée de matière, résultant de l'examen d'une altération morbide constatée dans les organes, avec la notion et la génération d'un être abstrait comme la maladie.

Le baconisme expose à ce préjugé, d'affirmer que dans l'intelligence humaine il n'y a aucune idée innée nécessaire, universelle, antérieure et supérieure à toute notion contingente acquise par l'observation. Il expose à nier l'existence de faits primitifs antécédents, base nécessaire de toute science dont l'idée est gratuitement donnée à l'intelligence et non acquise par elle. Les baconiens ne prennent pas garde qu'ils se condamnent eux-mêmes ; car, en vertu de quelle autorité décrètent-ils que l'esprit humain ait à suivre leur méthode, si leur méthode n'a pas sa raison d'être dans la nature même de l'esprit. Ils produisent ce grand désordre, d'arracher à l'âme humaine ses fondements, et, pour la faire vivre, pour produire en elle le phénomène de la connaissance, de tarir dans son sein les sources de la force, de la lumière et de la vie :

Et propter vitam vivendi perdere causas.

Certains baconiens ressemblent à des gens qui, pour enseigner à se servir d'un instrument d'optique, supprimeraient la lumière.

Événement singulier ! les écoles les plus opposées se sont prévalues du nom de Bacon, tellement le préjugé imposé par la mode était dominateur ! Il était obligatoire pour les auteurs de jurer par le chancelier ; sans cela, on n'eût pas paru un homme sérieux. C'est ainsi que l'école de Montpellier, dont les professeurs ont fécondé par des talents si divers *l'animisme* de Stahl, s'empressent à l'envi de se composer une attitude scientifique qu'ils estiment sévère, en empruntant le langage baconien, tout comme l'école de Paris, qui n'a jamais cessé de poursuivre de ses dédains ce qu'elle appelle les ontologistes et les utopistes du Midi.

Les partisans de l'induction baconienne n'ont pas de termes de mépris assez forts pour les théories de nos plus illustres maîtres. A l'exemple du Chancelier, ils nomment ces tentatives d'explication des *remoras, des idoles, des anticipations de l'esprit.* Ils ne se doutent pas qu'ils ont succombé comme leurs devanciers à la même préoccupation de trouver des causes. Leur langage tout aussi métaphorique trahit le même penchant.

M. Boucher, comme bien d'autres, a été frappé de cette inconséquence. Elle lui fut surtout révélée par la lecture de Baglivi, l'un de nos maîtres, dont il publie aujourd'hui une élégante traduction. Baglivi, médecin italien, vivait à Rome vers la fin du XVIIe siècle. Son plus beau titre à l'estime de la postérité est son *Traité de médecine pratique.* L'auteur avait vingt-sept ans lorsque l'ouvrage parut. Il se fait distinguer, non par des découvertes (à vingt-sept ans un médecin ne fait pas de découvertes), mais par des descriptions nettes et précises des maladies, par des remarques précieuses, et surtout par le talent avec lequel il s'est assimilé les travaux de ses devanciers. Mais le trait le plus caractéristique de l'ouvrage est qu'il se trouve précédé d'une chaleureuse exposition de la doctrine de Bacon, sur la méthode expérimentale grave et rigoureuse. Or, le baconisme de Baglivi ne le sauve pas des théories : il en expose de tout aussi hypothétiques que celles qu'il a combattues ; il a même le mérite d'exposer celles-là contre lesquelles il a controversé.

M. Boucher avait entrepris la traduction de Baglivi dans la pensée de mettre en lumière un baconien pur : une étude plus approfondie de son sujet l'a conduit à révéler les inconséquences du baconisme, et le droit peu fondé de son auteur à une aussi intolérante exclusion des autres méthodes.

Le baconisme en médecine se manifeste par deux prétentions, que M. Boucher critique avec juste raison ; car ces deux prétentions ne sont que deux erreurs manifestes.

La première est qu'il soit possible d'exposer la science médicale sans théories.

La seconde est cette importance exclusive attribuée aux faits par les baconiens en dehors de la personne qui les juge et les met en lumière.

Ces deux erreurs sont, à notre sens, bien plutôt des défauts de jugement, des préjugés, des idées préconçues, que des vices de méthode. Elles ont pourtant passé à l'état d'axiomes indiscutables dans l'esprit de plusieurs générations scientifiques. Et il le fallait ainsi ; car un examen sérieux, avec l'aide d'une méthode philosophique un peu rigoureuse, aurait mis à néant ces deux maximes fondamentales du baconisme. Voilà pourtant à quelle extrémité est parvenue l'école, laquelle, certes, se pique le plus de se tenir en garde contre tout préjugé et d'être exempte d'illusions.

C'est une illusion bien grande pourtant, de croire qu'il soit possible de parler de médecine sans instituer des théories ou sans proposer des hypothèses.

Quel est, en effet, l'objet de la médecine ? C'est l'étude de ces états particuliers auxquels l'homme pendant sa vie peut-être accidentellement soumis, et que l'on nomme *les maladies*. Or, il est impossible qu'un homme, quel qu'il soit, se mette à exposer une notion quelconque sur un point de médecine quelconque, sans que par devers lui il ne possède un idéal de cet être abstrait qui se nomme *une maladie ;* c'est-à-dire une opinion sur les causes premières et prochaines, sur le mode d'existence, de reproduction et de propagation de ces états accidentels. Volontairement ou involontairement, par une opération intellectuelle spontanée ou sur la parole d'un maître, cet idéal apparaît dans l'esprit du médecin. Ces constructions logiques, ces figures idéales de la maladie et de ses rapports avec l'homme physique et moral, avec le monde extérieur, sont des théories. Or, toute théorie médicale relève d'une doctrine, c'est-à-dire en définitive d'une philosophie quelconque. Toute théorie médicale manifeste explicitement ou implicitement les solutions métaphysiques adoptées par l'auteur qui l'a conçue.

Chaque école possède sa doctrine et les théories qui en découlent. L'ensemble sert à caractériser les tendances de cette école ; bon gré malgré, il doit en être ainsi ; l'infirmité de notre esprit l'exige. L'homme ne pouvant pénétrer l'essence de rien, ne connaissant après tout, les phénomènes de l'organisme, de même que les objets, que par la surface, a toujours été porté à pénétrer l'intime des choses par la spéculation de l'esprit ; et faites, si vous le pouvez, que les bases d'opération, que le point de départ de semblables spéculations, ne soient pas des conclusions arrêtées sur les hautes questions métaphysiques. Évidemment il n'en peut être autrement. Quelques exemples nous feront mieux comprendre.

Entre les écoles médicales, les unes essaient de faire connaître l'essence intime des phénomènes qui se produisent chez l'homme dans l'état de maladie ; c'est ce qu'avait tenté Sydenham dans cette célèbre définition de la maladie qui a été adoptée par les vitalistes hippocratistes de toutes nuances. La maladie, dit l'Hippocrate anglais, est une réaction salutaire de l'organisme contre la matière morbifique ; cette matière morbifique provient toujours du dehors. Les philosophes grecs, et surtout ceux de l'école de Cos, avaient l'habitude de représenter l'homme comme un microcosme, toujours en lutte avec les éléments extérieurs du grand monde, et les maladies comme résultant de ce conflit.

Galien fait consister la santé dans l'équilibre parfait de quatre humeurs primordiales, dont il doue hypothétiquement le corps humain ; les conflits de ces quatre humeurs engendrent les maladies.

Broussais définissait la maladie : une exagération de l'état physiologique ou normal du corps humain, exagération produite par l'irritation. A entendre Broussais, le mal ne serait donc que l'exagération du bien ; la folie, qu'une excitation des facultés intellectuelles ; la fluxion de poitrine, qu'une excitation du système pulmonaire, etc.

De notre temps, une doctrine nouvelle, prenant sa source dans un sentiment spiritualiste profond, a été proposée par le docteur Tessier, médecin des hôpitaux de Paris ; cette doctrine, qui a reçu de son auteur le nom de doctrine de l'*essentialité des maladies,* pose en principe et en première ligne une notion qui apparaît chez un grand nombre de médecins, depuis Hippocrate jusqu'à nous, à l'état de sentiment, sans avoir jamais revêtu la forme précise d'une doctrine scientifique ; ce sentiment est que chaque homme apporte, en venant au monde, l'*aptitude* à voir se réaliser *en lui*, accidentellement, un certain nombre d'états essentiels *sui generis*, distincts, toujours identiques à eux-mêmes; états que l'on nomme *les maladies*. Un individu quelconque ne verra pas se produire en lui toutes les maladies connues; mais, assurément, il les possède toutes en germe et à l'état de puissance.

De même, au point de vue moral, cet individu, encore qu'il apporte avec lui, en entrant dans la vie, les germes de tous les vices, ne les réalisera jamais tous. Le caractère moral d'un individu est expressément formulé par le groupe d'affections vicieuses auxquelles il est enclin; de même, dans l'ordre physique, le tempérament est marqué par le groupe d'affections morbides auxquelles il est plus particulièrement disposé.

Les médecins *essentialistes* proclament que la cause première des maladies est *en nous;* cette affirmation est leur marque distinctive. Les éléments extérieurs n'agissent, n'interviennent que comme causes occasionnelles et secondaires, comme éléments excitateurs, révélant les aptitudes, les germes morbides qui sont *en nous*. Cette doctrine est née sous l'influence d'un mouvement de réaction contre le matérialisme de *Broussais* et celui de ses successeurs, les *organiciens*. Ces médecins, en effet, considèrent comme causes des maladies les altérations de structure des organes ou les altérations des liquides du corps de l'homme; or, ces altérations ne sont que des effets des maladies, et non pas leurs causes.

Le vitalisme des essentialistes diffère en plusieurs points de celui des hippocratistes, dont il se pourrait qu'on voulût les rapprocher. Ainsi, les essentialistes repoussent la notion païenne de l'*eucrasis* ou santé parfaite; ils estiment qu'il ne saurait y avoir de santé parfaite chez l'homme, voué par les conditions primordiales de sa nature déchue, 1° à la souffrance, 2° aux maladies résultant du développement des aptitudes morbides inhérentes à sa constitution, 3° à la mort, dernier terme de sa lutte contre le principe de désorganisation qu'il porte en lui.

Les essentialistes établissent une distinction plus nette que les autres écoles, entre l'étude de l'homme à l'état de santé, ou physiologie, et celle de l'homme malade, ou médecine proprement dite; cette confusion des deux domaines fut toujours nuisible à la médecine. Il est incontestable que les lois qui président à ces deux ordres de faits découlent pour chacun de principes bien différents.

Loin que ces ordres de faits puissent être assimilés dans leurs modes d'évolution, il faut reconnaître leur perpétuel antagonisme. La santé, chez l'homme, n'est-elle pas caractérisée par un principe d'accroissement progressif et de conservation? Le mal, au contraire, par un principe d'affaiblissement, de lésion continuelle, et, enfin, de destruction? La vie s'agite entre ces deux termes dans un conflit où le principe de déchéance, en définitive, l'emporte toujours.

Les systèmes anthropologiques de l'antiquité, en particulier la théorie galénique des quatre humeurs, conduisaient irrésistiblement à cette confusion de l'ordre physiologique et de l'ordre pathologique. La théorie de Galien, après avoir brillé d'un éclat unique, pendant les derniers siècles de l'antiquité païenne, s'imposa au moyen âge par le double courant des Arabes et de la philosophie scolastique; telle fut la puissance du génie de Galien, que l'empreinte dont il marqua la méthode médicale se reconnaît encore aujourd'hui. Les écoles modernes ont renié la théorie des quatre éléments; mais, pour cela, elles n'ont pas renoncé à expliquer les phénomènes morbides par les théories physiologiques, c'est-à-dire à confondre des lois d'un ordre tout opposé.

Cependant, la doctrine de l'*essentialité* n'est qu'une théorie, qu'une hypothèse scientifique, à la faveur de laquelle son auteur étudie les faits médicaux sous un jour particulier. Une théorie nouvelle est un procédé scientifique destiné à présenter les faits à un point de vue nouveau; il en a toujours été ainsi dans notre science; la médecine n'a jamais marché qu'au moyen de théories. Or, ces théories offrent, pour l'ordinaire, des signes visibles des habitudes d'esprit de leur auteur; elles manifestent ses opinions sur les solutions métaphysiques et sur la nature de l'homme; son sentiment sur les causes finales; elles portent la trace inévitable des vicissitudes de l'intelligence humaine; elles sont l'expression de l'opinion dominante en philosophie, ou elles la combattent; elles portent l'empreinte de préoccupations plus hautes encore. Voilà pourquoi les théories excitent à un degré si vif l'intérêt et l'attention.

Que si, par exemple, au sujet de la doctrine de l'essentialité des maladies que nous venons d'exposer, avec une complaisance qui trahit toutes nos sympathies, on vient dire : « Mais cette doctrine repose sur un *a priori* manifeste; or les *a priori* embarrassent la science; ils gênent la liberté; ils compromettent ses progrès; en particulier, l'*a priori* sur lequel repose la doctrine dont il s'agit a le tort d'évoquer la question de l'origine du mal dans le monde, question de métaphysique religieuse, nécessairement obscure et peu scientifique. »

Nous oserions répondre qu'il ne s'agit point de savoir si telle doctrine repose sur un *a priori*, car laquelle est-il possible de proposer qui ne reçoive l'influence de notions préjudicielles antérieures? Il n'est pas besoin de considérer longtemps l'histoire pour discerner que les doctrines les plus puissantes pour le bien comme pour le mal, dans quelque ordre d'idées que ce soit, sont celles qui reposent sur les *a pribri* les moins déguisés. Il est donc oiseux et puérile d'infirmer à l'avance une doctrine, parce qu'elle repose sur un *a priori*. Ce qu'il importe de connaître, c'est la valeur de cet *a priori*. Or (revenant à la doctrine de l'essentialité des maladies, origine de ce débat), de ce que cette doctrine invoque, comme prémisse, la solution attribuée par le Christianisme à l'origine du mal, ce n'est pas une raison, croyons-nous, pour en faire moins d'état que du galénisme ou de l'hippocratisme, reflets des philosophies et des systèmes religieux de l'antiquité païenne, ou encore de ces écoles modernes qui revendiquent pour point de départ de leurs spéculations le néant du matérialisme le plus abject.

Le second préjugé du *baconisme*, en médecine, consiste en ce qu'il attribue *aux faits* une importance exagérée.

La médecine est en partie une science expérimentale fondée sur l'observation des faits. Qui jamais en a douté? Il n'est pas moins impossible de se passer d'observer les faits en médecine, que d'inventer des théories pour les systématiser et les interpréter. Ce n'est donc point l'observation des faits que nous combattons ici, mais la prétention mal fondée d'une école scientifique à révéler une *science pure*, exempte (pour parler son langage) de toute rêverie hypothétique, une science fondée sur l'étude des *faits purs*.

Ici est renouvelée la vieille querelle entre le procédé de synthèse et celui d'analyse. M. Boucher, quoique procédant avec des ménagements infinis, se montre vif à l'endroit des prétentions baconniennes; cette partie de son argumentation est fort remarquable.

Or, à notre sens, en médecine il n'y a pas de *fait pur*. Dans notre science, plus que dans toute autre, un fait subit l'empreinte du jugement de l'observateur qui le constate et l'étudie. Dans les sciences physiques, il est certaines catégories de faits dont il est possible de confier l'annotation à un manœuvre intelligent : telles sont les collections d'observations barométriques, hygrométriques, magnétiques, etc., etc. Encore faut-il que vous soyez assuré de la moralité de votre agent. En médecine, au contraire, la moralité et une dose suffisante d'adresse ne suffisent pas. Pour apprécier l'état souvent si complexe d'un homme aux prises avec une maladie, toutes les facultés de l'intelligence, toutes les ressources du jugement sont en jeu. Ici intervient cet élément individuel de l'observateur qui caractérise à un si haut point la médecine entre les autres sciences; les préjugés antérieurs font varier à des degrés infinis les appréciations. Combien de fois n'arrive-t-il pas que deux médecins n'interprètent point le même fait de la même manière ; aussi, à combien d'erreurs et de conclusions fausses s'exposent les médecins statisticiens, pour vouloir abuser, dans une science où l'élément personnel est si prépondérant, des procédés de numération d'un usage si vulgaire dans les sciences physiques ! La manie de la statistique provient de ce préjugé, tenu en grande estime par notre siècle, de considérer les mathématiques comme le refuge le plus assuré de la certitude. Ce préjugé n'a pas mieux servi la médecine qu'il n'a profité aux sciences morales. La médecine, en effet, comporte un degré ou plutôt un mode de certitude qui est le propre de son génie particulier, lequel n'est point le même que celui des mathématiques ; rien n'offusque plus le véritable médecin que cette manière de vouloir lui imposer de force, par un procédé qui répugne à la science, des résultats baroques, inattendus, qui contredisent l'enseignement traditionnel.

Ce que nous venons de dire touchant les mathématiques est vrai de toutes les sciences. Chacune d'elles possède un génie propre, qui l'individualise entre les autres [1], et d'où il résulte, pour celui qui embrasse une science, et sur le terrain circonscrit par elle, une méthode d'étude particulière, un mode spécial de jugement, enfin toute une série d'habitudes, qui composent une figure professionnelle. Un théologien ne saurait penser et juger comme un astro-

[1] L'étude de cette question fait l'objet du beau discours du professeur Bérard, de Montpellier, sur le *Génie de la Médecine*.

nome ; un peintre possède de tous autres procédés d'appréciation qu'un jurisconsulte. De même que chacun d'entre nous, hors du champ de ses études, ne comporte qu'un degré restreint de compétence ; de même il est d'un esprit faux de vouloir appliquer le même procédé d'investigation à des sciences diverses. Il est on ne saurait plus contraire au génie de la médecine en particulier, de prétendre lui appliquer d'une manière rigoureuse les calculs arithmétiques de la statistique.

La qualité de l'observateur est donc un caractère dont l'importance immense en médecine ne doit pas être méconnue. L'affirmation pure et simple de tel maître dont le nom fait autorité, produit toujours plus d'impression que les séries d'observations d'un collecteur inconnu. Un fait ne possède jamais en soi d'autre valeur que celle de l'individu qui le rapporte. Quelque énorme que soit le nombre des faits accumulés par un observateur, la raison de ces phénomènes n'en sera pas moins le propre de l'intelligence qui aura su les grouper. Or, cette intelligence qui observe et qui juge est au-dessus des phénomènes, aussi bien que la raison de ces phénomènes est en dehors d'eux. En dépit de toutes les méthodes, les faits ne sauraient passer dans la science, autrement que sous la forme et avec les caractères qui leur sont attribués par l'esprit qui les recueille. Quelqu'un l'a dit à merveille, leur signification vaut juste ce que vaut l'esprit de l'observateur.

A ce sujet, M. Boucher met en relief, avec grand avantage de sa part, une des principales causes de la fortune de la méthode baconnienne ; partant de la méthode des statisticiens, qui en découle si étroitement, cette méthode se produisit dans le monde avec la prétention avérée d'*égaliser* les esprits (*exæquare ingenia*). Cette tentative de socialisme scientifique devait agréer aux esprits médiocres ; mais, en médecine, pas plus qu'en aucune autre science, Bacon ne changea rien à l'ordre universel des choses. Le droit de faire des découvertes, c'est-à-dire le droit de bien voir et de bien observer, est demeuré chez nous, comme avant la publication du *Novum organum*, l'exclusive et rare prérogative du génie. Certes, il y a longtemps qu'à la suite du chancelier, la méthode synthétique est attaquée sous le nom d'*anticipations de l'esprit*, d'idées préconçues, de chimériques spéculations. Les mépris n'ont pas fait que le don de bien voir soit devenu le don de tout le monde. Aujourd'hui, comme du temps d'Harvey, de Copernic et de Galilée, le génie seul s'illumine au contact de faits à côté desquels le vulgaire passe inattentif et sans avoir rien vu.

Les découvertes sont des conquêtes réservées à des hommes rares, et c'est ici le lieu de rappeler, avec M. Boucher, un mot heureux de M. Arago, qui fait à merveille comprendre cette pensée. L'illustre astronome écrit dans l'éloge d'*Young:* « *On a vraiment besoin de se rappeler à combien peu de personnes la nature départit cette précieuse faculté de s'étonner à propos.* » Ces étonnements si rares constituent, ajoute M. Boucher, de véritables révélations; phénomène intellectuel où le raisonnement entre pour bien peu.

Loin de procéder terre à terre, le génie procède souvent par incartades. N'est-ce pas sous l'influence d'une exagération synthétique de Broussais, que se produisit la réforme pyrétologique, d'où est sortie la constitution de la fièvre typhoïde comme maladie essentielle, substituant son unité nouvelle aux anciennes fièvres inflammatoires, bilieuses, nerveuses, putrides, malignes, ataxiques, dont il n'est plus question aujourd'hui. Les statisticiens ne sont pour rien dans ce progrès de la science, un des plus grands événements, sans contredit, qui se soient produits en médecine.

Sont-ils davantage pour quelque chose dans la constitution de l'unité morbide, de cette autre affection si grave aussi, qui complique parfois si fatalement les suites des accouchements et des opérations chirurgicales; maladie aujourd'hui reconnue comme maladie essentielle et distincte sous le nom de *diathèse purulente?* N'a-t-il pas fallu, pour la diathèse purulente, qu'une conception synthétique disputât le terrain aux *organiciens,* qui défiguraient cette maladie en la fractionnant en une foule d'affections distinctes, et en altéraient l'unité par les explications mécaniques les plus grossières? Ils croyaient pourtant bien tous présenter des observations de faits purs, les auteurs si nombreux qui ont écrit sur ce sujet, jusqu'à ce que le docteur Tessier eut démontré qu'ils appuyaient leur théorie sur des lésions anatomiques préconçues, sur une propriété hypothétique, gratuitement accordée au sang et aux veines; enfin que l'échafaudage entier reposait sur ce principe faux qu'une lésion anatomique des organes peut être la cause d'une maladie, tandis qu'elle n'en est et n'en fut jamais qu'un résultat, qu'un effet secondaire.

Le travail scientifique d'un médecin qui a fait une découverte consiste pour l'ordinaire à vérifier une notion conçue *a priori*. L'esprit, tantôt au contact de certains faits, tantôt après des méditations, éprouve un de ces étonnements dont nous parlions tout à l'heure. Il en résulte un état qui peut réaliser tous les degrés, depuis le simple pressentiment jusqu'à la conviction la plus parfaite ; alors que se passe-t-il? L'intelligence, frappée par un de ces aperçus, est préoccupée du soin de vérifier si la notion conçue est exacte, si elle ne faiblit point au contact des faits. C'est à ce moment, mais toujours secondairement, que l'observation des faits est invoquée ; et de cette observation résulte une induction qui conclut au rejet ou à l'admission de la notion ou de la théorie préconçue. On n'a jamais procédé autrement depuis que la médecine existe. La méthode baconnienne n'a rien changé à cette méthode, mise en œuvre dans tous les siècles avec l'esprit propre qui caractérise notre science.

C'est ici le lieu de dire pourquoi la médecine a toujours avancé en manifestant un esprit propre, contenu par une tradition constante, au milieu de tant de théories légitimes ou illégitimes, absurdes ou rationnelles. Les théories ne sont qu'un des côtés extérieurs et de surface par lesquels l'esprit humain, en contact avec la science du moment, manifeste les impressions qu'il en reçoit. Ceci est si vrai, que le monde ne connaît la médecine et ne s'exprime à son endroit que par les théories en honneur. Celles-ci fixent le langage de la conversation et des livres sur ce sujet. En écoutant les gens du monde, on discerne, sans grand effort, le côté accidentel et de surface, le vêtement d'occasion, qui enveloppe la science fondamentale. Chaque siècle a sa façon de parler de la bile, des nerfs, des humeurs, du sang, du mécanisme de l'inflammation ; par suite, le langage du monde fait à merveille ressortir le côté ridicule des théories médicales. Les hommes les plus distingués n'échappent pas à ce ridicule, soit qu'ils adoptent le langage du public, soit qu'ils veuillent instituer des théories pour leur propre compte. N'étant pas doués de l'esprit particulier du médecin, qui impose un correctif aux imaginations, ils commettent, sans s'en douter, des bévues énormes. Voyez les assertions si bizarres d'une foule de philosophes anciens et modernes, qui ont voulu étendre à l'homme physique leur système sur l'homme moral. Les tourbillons de Descartes et ses autres imaginations sur le corps de l'homme, les inventions singulières de Bacon sur l'anatomie, en sont de bien frappants exemples.

La médecine n'est ni une branche de l'histoire naturelle, ni une annexe de la philosophie. Il faut reconnaître que cette science est animée d'un génie propre et traditionnel, qui veille à sa destinée, alors que nous la voyons subir le contact de tant de théories étranges, de tant de systèmes philosophiques ou cosmogoniques, souvent en contradiction les uns avec les autres, et enfin toujours sortir saine et sauve de cette épreuve. Elle s'avance à travers le temps, circonscrivant de plus en plus son terrain, inventant sa méthode, se créant, nous l'avons vu, un mode particulier de certitude, définissant toujours davantage l'objet de son étude. A chaque siècle, nous voyons les espèces morbides mieux distinguées ; leurs caractères, leurs variétés, leurs formes mieux constatées ; la séméiotique, ou science des signes des maladies, acquérir plus de perfection. Chaque époque, chaque maître, contribue au progrès. Cette chaîne non interrompue d'enseignements élève l'édifice traditionnel ; cela, malgré les doctrines philosophiques propres à chaque siècle, malgré les procédés scientifiques qui varient avec les époques, malgré les traits particuliers qui signalent le génie de chacun des individus qui s'appliquent à notre science. Les théories sont innombrables ; nous voyons de ces théories exercer une action si puissante, communiquer au progrès une telle impulsion, qu'elles demeurent dans la bouche des maîtres, dans les leçons des écoles, des siècles, après la disparition de la philosophie qui les inspira. Ainsi se perpétuent en médecine la théorie grecque du macrocosme et du microcosme, la théorie hippocratique de la nature médicatrice, si glorieusement fécondée par l'école de Montpellier, la théorie galénique des quatre humeurs, cette charte immuable des médecins du moyen âge, qui fait de son illustre auteur l'Aristote de la médecine. De si grandes découvertes sont nées sous l'impulsion de chacune de ces théories, que, dans leur respect, les écoles les ont identifiées avec la vérité même. Elles ne sont pourtant que des instruments de l'esprit.

Sous le feu de ces diverses doctrines, la médecine se forme. Il en résulte cet avantage que la science est considérée sous les points de vue les plus opposés ; le terrain est labouré en tous sens par les natures d'esprit les plus variées ; si parfois elle fait fausse route sous la pression d'un génie trop impérieux, bientôt un contradicteur survient qui modère le mouvement. Il y a pour la médecine, plus expressément que pour toute autre science, un sens commun qui la sauve des écarts du génie. Ce sens commun est le domaine de tout le monde. Chaque médecin, heureusement, n'est tenu ni de faire des découvertes, ni de faire ce que l'on appelle avancer la science ; mais chaque médecin doit être et se trouve pour l'ordinaire assez avisé pour repousser les excentricités, réprimer les élans trop téméraires, faire la part enfin des préventions et de l'enthousiasme des auteurs. Cette espèce de police du grand nombre s'exerce avec plus de sévérité qu'on ne l'imagine. Elle est appliquée par le bon sens réglé par l'expérience. Sans doute, ce sentiment est peu raisonné, il serait parfois difficile d'en exprimer les motifs déterminants, l'essentiel est qu'il existe, et cela pour le bien-être de la société ; car si le génie d'ordinaire se montre admirable d'inconséquence, pour éviter les périls d'une théorie trop absolue, même alors qu'il l'invente, il n'en est pas de même des esprits médiocres, ceux-là sont créés pour manifester le néant des théories et leurs applications irréfléchies. — Ce sujet mènerait trop loin s'il était poursuivi.

On conçoit que l'impatience naisse parfois de la considération de ce perpétuel conflit de doctrines ; sans doute il y en a de futiles. Telle théorie féconde entre les mains d'un savant, entre celles d'un autre devient infructueuse. Tout cela est vrai ; un esprit sage et mesuré fera la part de l'élément trop personnel et trop actuel qui se glisse dans ces débats. Mais il n'ira pas, pour quelques écarts, contester à la médecine le droit de faire des théories ; c'est-à-dire lui enlever le procédé scientifique sans lequel elle ne saurait vivre et se produire dans le monde intellectuel. D'ailleurs, nous l'avons vu, il ne suffit pas de s'écrier : « Plus de théories ! » pour qu'il soit possible de n'en point faire. Ne voyons-nous pas aujourd'hui les médecins organiciens et statisticiens (assurément ceux qui ont affirmé le plus haut qu'il est urgent de purger la médecine de théories) abonder dans les illusions de l'humorisme moderne, théorie dont le fondement n'est qu'un matérialisme qui se voudrait déguiser?

Ces médecins, par exemple, croient véritablement présenter un *fait pur* en affirmant que la cause d'une fièvre typhoïde ou d'une fièvre intermittente est un poison qui se répand dans le sang. Mais, avant d'affirmer, il faudrait montrer le poison, ce qui n'a jamais été fait, et le poison demeure toujours à l'état d'hypothèse, aussi bien que l'altération du sang qu'il est censé produire.

Il semble à ces mêmes médecins que ce soit exprimer un fait pur de théories que de dire : « Une lésion matérielle dans un organe est la cause d'une maladie. » Mais il serait expédient de montrer cette lésion avant le début de la maladie, ce qui n'a jamais été fait.

Aujourd'hui la plupart des écoles, et avant toutes celle de Paris, sous le prétexte d'instituer une science plus pure, plus scrupuleusement extraite des creusets de l'expérience et de l'observation, se piquent de formuler une médecine sans théories. Bien que la seule intention de formuler la science médicale sans théories semble en soi un système suffisamment caractérisé, il faut reconnaître que l'impression première est très-vague. Mais, à l'instant, le système se dévoile par un trait de caractère qui trahit le naturel. Ce caractère, c'est une continuelle passion de trouver à un état abstrait comme la maladie, une cause matérielle. L'entraînement est si prononcé que l'on va jusqu'à identifier la notion de cause, c'est-à-dire la raison d'être d'un phénomène, avec une circonstance matérielle faisant partie du phénomène lui-même. Cette erreur conduit à prendre dans une maladie les lésions des organes pour des causes, ou tel symptôme d'une affection comme l'élément générateur de tous les autres.

Sans doute il règne dans ces habitudes scientifiques des intentions peu précises. On ne tire aucune conclusion trop apparente; mais ce défaut de clarté ne doit pas imposer trop. L'esprit général qui résulte de cette manière ne se fait que trop sentir. Quelle que soit la bonne foi inconséquente d'un grand nombre, quelle que soit même la naïveté avec laquelle tant de savants s'engagent dans cette ornière et y persistent, il n'en est pas moins vrai que le matérialisme est la doctrine philosophique qui inspire ces travaux. Il est inutile de se vouloir abuser. Un enseignement mauvais entraîne toujours avec soi des conséquences fatales, encore qu'il soit distribué avec le moins de perfidie possible.

Cette passion de vouloir trouver à un état abstrait comme la maladie une cause matérielle, a conduit des hommes sérieux à des écarts d'imagination vraiment incroyables. N'a-t-on pas vu, il y a quelques années, l'école de Paris persuader à l'Europe médicale presque entière que la *diathèse purulente*, cette maladie si redoutable qui survient à la suite des opérations chirurgicales et les accouchements, était le résultat de l'inflammation d'une ou de plusieurs veines qui transportaient dans toute l'économie des flots de sang en suppuration ?

Or cette théorie si vantée reposait sur trois hypothèses gratuites.

La première est que, chez tous les malades atteints de diathèse purulente, il y ait des veines enflammées ; ce qui a été démontré faux par les observations les plus multipliées.

La seconde est que des veines enflammées soient capables de transporter du pus dans tout le corps par le torrent circulatoire. On a inventé, pour légitimer cette supposition, tout un système d'hydraulique animale sans fondement, démenti par l'examen anatomique de veines enflammées. D'ailleurs cette explication, fût-elle aussi vraie qu'elle est fausse, ne pourrait pas rendre compte de tous les cas de diathèse purulente, vu qu'on ne trouve pas dans tous des veines enflammées.

La troisième hypothèse gratuite, c'est que ces globules de pus, à supposer qu'ils puissent être transportés par la circulation veineuse dans l'intimité des organes, soient susceptibles d'engendrer les innombrables lésions qui caractérisent la diathèse purulente.

Ces veines enflammées, dont on a voulu faire le pivot sur lequel repose l'explication de tous les phénomènes de la maladie, ne sont qu'un symptôme non constant que l'on veut transformer en cause.

Voilà les théories de l'école *des faits purs*, de l'école qui prétend gourmander la tradition pour avoir encombré la science de théories inutiles. Notez que ces hypothèses incroyables, proposées pour expliquer par des *causes matérielles* la diathèse purulente, n'étaient pas présentées comme des explications possibles, mais comme des faits que l'on avait vus. D'innombrables observations de *faits purs* exposaient le mécanisme avec la facilité, avec la lucidité la plus parfaite, mais la moins médicale possible.

Cette prétention de formuler une médecine sans théorie, se réduit donc à des affirmations, partant de la conviction la plus sincère, sans doute, mais enfin à de simples affirmations. Il suffit de les considérer un instant pour en discerner toute la faiblesse. Alors, qu'un médecin organicien, observant un cas de diathèse purulente, déclare qu'il faut qu'il y ait là des veines enflammées, en quoi diffère-t-il d'un galéniste qui invoque, pour expliquer les maladies, un trouble dans l'équilibre des humeurs fondamentales ? Il n'en diffère en rien, si ce n'est qu'il se fait des illusions auxquelles le galéniste ne se livre point. Le galéniste établit les principes de sa théorie dans une région idéale, antérieure et supérieure aux faits. L'organicien moderne affirme l'existence d'un fait matériel qu'il érige à l'état de cause première. Et, cependant, ce fait matériel qu'il invoque n'existe point.

Mais quelle peut être la cause de ces deux préjugés du baconisme? l'horreur des théories et la prétention de ne formuler la science qu'au moyen des *faits purs?* Cette cause n'est pas autre que l'éloignement des esprits pour les spéculations élevées.

Les médecins d'aujourd'hui, qui repoussent les doctrines et les théories, sont animés de plusieurs motifs. Ils prétendent faire preuve d'un esprit scientifique plus positif et plus rigoureux. Ils ne se rendent pas un compte exact du rôle des théories sur les faits médicaux; ils ne voient que les suites funestes des systèmes, sans en étudier la génération, la filiation successive; sans apprécier leur connexion avec la philosophie. Ils ne savent pas dégager la tradition constante et toujours progressive de la médecine du vêtement accidentel et d'emprunt qui constitue des systèmes passagers. Ils ne reconnaissent pas surtout que le génie ne perd jamais ses droits, encore qu'il se fourvoie par instants dans les errements d'une théorie fausse et même dangereuse.

Frappés de la critique passionnée de l'*Examen* de Broussais, convaincus des exagérations et des dangers de la doctrine de l'irritation, nos médecins organiciens se sont réfugiés timidement dans la description des prétendus *faits purs.* Ils se sont complus dans le terre à terre des observations minutieuses, dans les calculs statistiques. Nous venons de voir combien ces errements, opposés à la véritable méthode médicale, ont donné à la science de médiocres résultats; mais ce qu'il est plus pénible encore de constater, c'est l'abaissement qu'un pareil système d'études dénote dans les esprits.

Ce mot d'abaissement paraîtra bien fort, mais quel autre trouver pour rendre un sentiment qu'il faut exprimer, quoi qu'il en coûte? Il est incontestable que les médecins aujourd'hui ne tiennent plus, en général, la place qu'ils occupaient dans le monde, il y a quarante ans encore. Leur éducation, autrefois si grave, si littéraire, si fortement imprégnée des traditions classiques des grands siècles, a revêtu un caractère de précipitation hâtive, et d'exclusive préoccupation des connaissances immédiatement utiles à la pratique de l'art, caractère qui entraîne avec soi le mépris de la tradition. Le médecin doit posséder les fondements d'une philosophie sérieuse. Par philosophie, ici nous n'entendons pas cette sophistique moderne, qui se donne pour but, sous prétexte de science philosophique, de battre en brèche sur tous les points la tradition chrétienne, dont il ne se peut faire que les principes ne se rencontrent sur le seuil de toutes les sciences, de même qu'irrésistiblement, par l'amour ou la répulsion, ils s'imposent à toutes les consciences. La philosophie traditionnelle que le médecin apprenait autrefois, le rendait familier avec une foule de notions métaphysiques et logiques un peu sèches, nous en convenons, néanmoins nécessaires pour assurer la propriété des termes de son langage et l'intelligence des systèmes de nos maîtres. De nos jours, ce côté de l'instruction préliminaire du médecin a été négligé au profit d'une étude démesurée et malentendue des sciences physiques et mathématiques. Ce qui ne devait être qu'un auxiliaire a trop envahi le fond et singulièrement contribué à dénaturer le génie médical.

Enfin, il faut le dire, un trop grand nombre de médecins repoussent les questions de doctrines, par frayeur d'aborder les spéculations élevées. On ne veut pas professer ouvertement les abjectes doctrines du matérialisme, aujourd'hui repoussées par tous les esprits distingués. Mais la peur n'est pas moins grande de paraître accepter une solidarité trop intime, trop immédiate, avec le spiritualisme. On redoute, en s'engageant sur ce terrain, je ne sais quelle influence mystérieuse. Grand nombre d'hommes qui se veulent dire sérieux, ne comprennent pas ni qu'il soit nécessaire d'établir un accord, ni même qu'il puisse exister une solidarité quelconque entre les doctrines qui s'imposent à la conscience et les doctrines scientifiques. De là, ce vague, cette incohérence, ce laisser-aller total, où vivent à cet endroit tant de médecins; de là, ce caractère de vulgarité qui pèse sur eux, caractère qui rejaillit sur la science elle-même, au détriment de la dignité et de l'action sociale de notre profession.

Il serait fort à désirer que les médecins eussent conscience de la prépondérance qu'ils acquerraient, s'ils possédaient ce caractère d'unité qui communique à l'intelligence une si parfaite mesure, aux facultés un si désirable équilibre. C'est le propre des âmes fortes de posséder, comme armure intérieure, ces notions synthétiques, ces *a priori* dominateurs, dont l'action énergique s'exerce sur tous les points de l'entendement. Il a bien été permis à une philosophie mensongère d'exercer sur la science médicale l'action la plus funeste, tout en affectant à son égard les airs de protection les plus incroyables. Pourquoi la même prérogative d'action serait-elle refusée aux doctrines salutaires du spiritualisme, si obstinément méconnues depuis de longues années par la masse des hommes de science? Que l'on ne vienne point arguer ici du libre examen si nécessaire à l'avancement des connaissances humaines et des abus de la doctrine d'autorité. Les abus et les exagérations sont de tous les temps et se manifestent sous tous les régimes; ils ne doivent pas plus faire méconnaître pour cela d'éminents services rendus, que l'excellence d'un principe ne doit faire amnistier les esprits faux qui le veulent bien adopter et qui en abusent pour abriter leurs singularités ou leurs déconvenues.

D'ailleurs, c'est se laisser imposer par un étrange sophisme et une argumentation d'adversaire, que d'attribuer aux savants chrétiens une attitude de servilité qui contraint le jugement. Les plus grandes renommées scientifiques pourraient être ici invoquées : elles témoigneraient assez haut du contraire. Pour reconnaître avec franchise la dépendance dont ils s'honorent vis à vis du principe supérieur auquel ils adhèrent, les partisans de ces doctrines sont-ils moins libres dans leur essor? Alors que leurs facultés sont assez intenses pour qu'il leur soit permis de faire des découvertes ou d'enseigner, leurs découvertes et leurs enseignements sont-ils de moins bon aloi? A coup sûr, cette attitude est plus nette, plus franche, plus digne; nous ne saurions voir en quoi elle est moins scientifique que de s'écrier qu'on est libre, qu'on ne relève d'aucun maître, d'aucun système, et de se trouver en définitive lié par des engagements philosophiques les moins faciles à dissimuler.

Osons attaquer en face un argument spécieux. La question n'est pas de savoir si les hommes de science qui révèrent le Christianisme sont partisans de doctrines autocratiques, nuisibles au progrès et énervantes pour l'intelligence. La question vraie, la voici : c'est de savoir quelle autorité un esprit droit veut accepter. La doctrine d'autorité règne dans tous les camps. Le libre examen, les droits imprescriptibles de la raison, sont salués dans les préfaces de tous les libres penseurs de la science. Pour cela, chez eux, l'asservissement n'en existe pas moins. Seulement la dépendance est acceptée à l'égard d'une doctrine que l'on n'ose pas toujours avouer. Les esprits indépendants, de la nature de ceux dont on parle ici, n'existent pas. La constitution de l'intelligence humaine ne le veut pas. Il faut le reconnaître à la louange de la sincérité pour le bien comme pour le mal, la puissance toujours fut du côté de ceux qui arborèrent franchement leur drapeau.

Il n'y a donc point lieu, croyons-nous, de se laisser intimider par les reproches d'impuissance infligés à ceux qui affirment que toute véritable science doit se mettre d'accord avec le principe chrétien. La polémique se présente ici avec des allures de tactique qu'il faut signaler. Ce n'est pas cette impuissance qu'on redoute, c'est l'influence de la doctrine qu'on cherche à atteindre par dessus la tête de ceux qui la professent. Notre siècle, nous en avons la confiance, verra restaurer bien des choses et réparer bien des erreurs. Cette victoire ne consistera pas tant en des avantages effectifs remportés par la vérité, qu'en une séparation plus nette, plus positive, qui sera établie entre le domaine de l'erreur et celui de la vérité. Les sciences surtout sont appelées à profiter grandement de cette division entre les ténèbres et la lumière, entre les doctrines malfaisantes qui avilissent l'esprit dans le néant de l'athéisme panthéistique, et les doctrines émanant de la tradition chrétienne, qui furent dans tous les siècles la force et la paix des plus nobles esprits.

La médecine, plus que toute autre science, est intéressée à cette salutaire réparation. A ce prix seulement, elle aura conscience de la grandeur de son objet, et reprendra la place qui lui appartient dans la hiérarchie des connaissances humaines. Quel que soit le point du domaine de la science où l'homme mette le pied, il est assuré d'y rencontrer Dieu et la nature. Il ne lui sera accordé de percer des avenues lumineuses à travers les ombres qui entourent la pauvre humanité, qu'à la condition d'interroger le ciel aussi bien que les éléments de la terre. Qu'il nous soit permis, pour donner plus de relief à notre pensée, d'emprunter à l'ouvrage de M. Gratry un passage qui la rend à merveille.

« Bacon a fort bien comparé la vraie science au travail de « l'abeille, et la science sophistique, comme il la nomme, au vain « travail de l'araignée, qui tire d'elle-même, d'elle seule, la sub- « stance de son œuvre. Seulement, il ne remarque pas que l'abeille, « en recueillant le suc des fleurs, y puise à la fois la rosée qui « descend du ciel et la sève qui remonte de la terre ; Bacon croyait « que tout vient de la terre, c'était oublier le soleil, la chaleur,

« la lumière, l'électricité, l'air vital, et ces larmes rafraîchissantes du « recueillement des nuits, tout cet ensemble venant d'en haut, que « les poëtes nomment rosée du ciel : *aerii mellis cœlestia dona.* Il « faut, pour le miel, ces trois choses : rosée du ciel, suc de la terre, « travail d'abeille. Il faut, de même, pour la vraie science, une base « céleste, une base terrestre, et une intelligence capable des deux. « Aujourd'hui les deux bases sont données : l'une est la vie du « Christianisme et sa doctrine, rosée du ciel ; l'autre est l'ensemble « des travaux modernes, suc de la terre. Les abeilles peuvent se « mettre à l'œuvre ; qu'on leur laisse seulement quelque paix et « quelque liberté [1]. »

Celui qui écrit ceci aurait à s'excuser d'avoir parlé longuement ; mais, en cherchant à mettre en évidence le travail d'un de ses confrères, dont le mérite principal réside dans une déclaration de principes, ni il ne pouvait ni ne voulait éviter de s'expliquer lui-même sur les points controversés ; d'autre part, dans l'expression de ses convictions, il ne s'est pas cru obligé à autant de ménagements que M. Boucher. Au moment où, à si juste titre, les esprits se préoccupent de la direction imprimée à l'enseignement des facultés, il a essayé d'attirer l'attention sur cette question des doctrines médicales, dont l'importance sociale, pour avoir été méconnue de la plupart de nos contemporains, n'en est pas moins extrême.

Et, après avoir dit la haute estime où nous tenons l'œuvre de M. Boucher, si la critique se veut montrer un peu, ce sera, non pour blâmer, mais pour exprimer quelques regrets.

M. Boucher possède à merveille son sujet. Il excelle dans la critique. Le lecteur se laisse volontiers conduire par le fil de son ingénieuse analyse, à travers ce dédale de systèmes qu'il expose, et de prétentions scientifiques qu'il réfute ; on n'est pas plus clair ni plus instructif, plus modéré dans les formes, sans toutefois se priver du tour piquant dans l'expression. L'auteur met donc facilement à néant toutes les théories proposées par les médecins baconiens, à partir de celles du chef de la secte, lequel n'avait pas craint de promettre à l'homme une sorte de procédé mécanique pour arriver à la vérité, jusqu'à la médecine physiologique de Broussais et des organiciens, faiseurs de statistiques, ses successeurs. Il nous montre l'anatomie pathologique maîtresse du champ de bataille et consi-

[1] *Étude sur la Sophistique contemporaine*, épilogue.

dérée comme fondement de la médecine; hypothèse en vertu de laquelle on affirmait qu'une maladie avait toujours sa raison d'être dans la trame des organes aussi bien que la vie, et qu'il ne fallait tenir aucun compte que de ce que l'on voyait et touchait.

Contemplant cette extrémité du matérialisme à des degrés divers, professé par des maîtres de l'école de Paris, M. Boucher fait un retour favorable vers l'école de Montpellier; il s'éprend de cette belle théorie du principe vital, dérivée de l'animisme de Stahl par Barthés, plus tard si glorieusement défendue et développée par M. Lordat. Notre confrère trouve là une doctrine qui reconnaît l'homme entier, âme et corps, comme l'objet de la médecine, et non pas seulement ses organes. L'homme, dit M. Boucher, étant un agrégat où les phénomènes animiques jouent évidemment un aussi grand rôle que la digestion, il lui paraît impossible qu'une théorie médicale quelconque puisse jamais approcher de la sorte de perfection relative où nous pouvons prétendre, si elle ne commence d'abord par accepter nettement, ou du moins par étudier sérieusement tous les éléments de l'agrégat humain.

Tel est le terme où arrive M. Boucher, et, à notre sens, cette conclusion n'est pas assez précise. Au temps où nous sommes, il faut conclure plus nettement.

M. Boucher se déclare vitaliste; c'est un premier pas positivement formulé et d'une valeur sérieuse; il semble que ce soit peu de chose pour un médecin, que de se dire vitaliste; alors, pourquoi la plupart des médecins de l'école de Paris répugnent-ils à se déclarer tels? Il est de ces répugnances dont on ne se rend pas précisément compte, provenant d'un simple mouvement instinctif, lesquelles projettent un grand jour sur la véritable disposition de l'esprit; cela n'engage pas trop pourtant que de se déclarer vitaliste. Vitaliste! on peut l'être de tant de manières et de si commode composition!

M. Boucher s'empresse de se déclarer *spiritualiste*. Or, c'est là un point capital qui caractérise davantage son individualité doctrinale.

L'école de Montpellier, qui attire M. Boucher, est vitaliste par principe; il se doit ajouter qu'elle est spiritualiste par tendance, et que plusieurs de ses maîtres l'ont été réellement. A l'origine, lors de l'institution de ces doctrines, ce sentiment spiritualiste était fort sérieux; les professeurs y joignaient un profond respect pour la tradition et les auteurs de l'antiquité; ils avaient une haute idée de la médecine et de son indépendance vis-à-vis des autres sciences; ils apportaient, dans l'exercice de leur art, une gravité et un esprit de suite remarquables. Toutes ces qualités, toutes ces nuances habilement fondues, composent cet ensemble digne et sérieux, qui a valu tant de respects, et si bien mérités, à l'école de Montpellier.

Cette école établit deux natures dans l'homme : l'une rationnelle, qui préside aux faits de conscience et d'activité intellectuelle; l'autre organique, qui préside aux fonctions du corps. Le principe vital est à cette dernière ce que l'âme est aux facultés intellectuelles. Cette dichotomie fut imaginée par Barthés, comme étant plus scientifique que l'*animisme pur* de Stahl, d'après lequel l'âme raisonnable préside à l'ensemble des phénomènes intellectuels et physiologiques.

Il faut reconnaître qu'à la faveur de cette distinction si tranchée, établie entre les phénomènes organiques et les phénomènes intellectuels, bien des convictions, et de très-multipliées dans leurs variétés, ont trouvé place sous la formule générale de l'école de Montpellier. La plupart de ses adeptes ont relégué l'ordre métaphysique dans une sphère si éloignée, si profondément séparée, si soigneusement distincte de l'ordre physique, qu'il est possible de n'en pas faire plus d'état que s'il n'existait pas. Ces précautions ingénieuses, résultat de l'intimidation exercée par la philosophie du XVIIIe siècle, ont altéré le sentiment spiritualiste de l'école de Montpellier. Par là, se sont introduites les inductions baconiennes et bien d'autres errements de la sophistique moderne. Encore que l'école ait vigoureusement défendu son terrain contre les empiétements de l'organicisme des chimistes et des anatomo-pathologistes, elle s'est laissée entamer. Nous savons quelle part il faut faire à de nobles résistances, mais elles n'ont point assez prévalu.

A notre sens, voilà le secret du vague, de l'obscurité, de la timidité qui règne dans les expositions doctrinales de l'école de Montpellier. Est-il possible de dire de Barthés qu'il fût spiritualiste? A coup sûr, Dumas ne l'était point; Bérard lui-même, l'estimable historien de cette école, est obligé d'en convenir. Notons enfin que la confusion de l'ordre physiologique et de l'ordre pathologique, de la maladie et de la santé, du bien et du mal, existe à Montpellier, et d'une manière très-manifeste. Cette école a donné une extension abusive aux aphorismes hippocratiques sur la force médicatrice de la nature. Pour elle, certains éléments des maladies, la fièvre en particulier, sont élevés à l'état de fonctions et presque assimilés aux fonctions les plus essentielles à la conservation de l'intégrité de la santé. Il y a un danger et un côté ridicule dans cette adoration perpétuelle des forces de la nature. Les évolutions funestes qui se produisent chez l'homme aux prises avec une maladie, ne sont-elles pas le fait de la nature aussi bien que les solutions heureuses ? La nature est *génératrice* des maladies pour le moins autant que *médicatrice*. Après dix-huit cents ans de christianisme, il serait bienséant d'être un peu moins Grecs que ne le sont nos confrères du Midi. La mémoire d'Hippocrate, croyons-nous, n'en serait point trop offusquée.

Il y a donc lieu aujourd'hui d'aller plus avant. Tout en honorant du plus sérieux respect l'école de Montpellier, qui représente pour nous une des plus belles périodes de la tradition, il importe derechef d'ouvrir le débat sur quelques points où ses élèves manquent de précision. Dans ce but, nous osons proposer à M. Boucher, qui est si profondément *vitaliste* et si sérieusement *spiritualiste*, d'arrêter un instant ses réflexions sur la doctrine de l'*essentialité* des maladies, dont nous avons en hâte retracé quelques traits. Il y verra, nous en sommes assuré, un heureux développement des notions traditionnelles.

Qu'il nous soit permis, en finissant, de payer un juste tribut d'éloges au style de l'écrivain. M. Boucher possède cette propriété dans les termes, cette juste mesure dans l'expression, qui doivent caractériser les écrits scientifiques. Ajoutons que cette sévérité, réclamée par le sujet, n'exclut point dans le langage les élégances qui révèlent l'homme lettré.

N. B. Le docteur Tessier a développé, a exposé la doctrine de l'essentialité des maladies dans son enseignement oral, à l'école pratique de la faculté de médecine de Paris, puis dans les divers ouvrages que voici :

Études sur les doctrines de J. Hunter, 1842.

Exposé et examen critique des doctrines de la phlébite et de la résorption purulente (Mémoires publiés à diverses époques dans le journal *l'Expérience*).

Lettre à M. le professeur Blandin sur le même sujet (*Gazette médicale*, 1842).

Note sur le traitement de la diathèse purulente (*Ibid*, 1846).

Note sur l'essentialité des maladies, mémoire présenté à l'Académie des sciences, en 1847.

Recherches cliniques sur le traitement de la pneumonie et du choléra, suivant *la méthode de Hahnemann*. 1 vol. in-8°. Paris, 1850.

www.ingramcontent.com/pod-product-compliance
Ingram Content Group UK Ltd.
Pitfield, Milton Keynes, MK11 3LW, UK
UKHW021207230726
13926UKWH00001B/359